Seniorenbeschäftigung Rätsel

Umschreibung Haushalt

Wie heißt das gesuchte Wort?

Casilda Berlin

Weitere Bücher für Senioren von Casilda Berlin:

Umschreibung Tiere – Wie heißt das gesuchte Tier? Band 1
Seniorenbeschäftigung Rätsel
ISBN-13: 978-1978395756

Umschreibung Gegenstände – Wie heißt der gesuchte Gegenstand?
Seniorenbeschäftigung Rätsel
ISBN-13: 978-1978430990

Umschreibung Blumen und Garten – Wie heißt die Blume oder der Gegenstand?
Seniorenbeschäftigung Rätsel
ISBN-13: 978-1977997524

Umschreibung Alte Schätzchen – Wie heißt das gesuchte Wort?
Seniorenbeschäftigung Rätsel
ISBN-13: 978-1979365628

50 Bilder, die leicht gelingen – ein Ausmalbuch für Senioren (Anfänger)
ISBN-13: 978-1530264391

50 Bilder, die leicht gelingen, Band 2 – ein Ausmalbuch für Senioren (Anfänger)
ISBN-13: 978-1978166431

Blumen, die leicht gelingen – Ausmalbuch für Senioren
ISBN-13: 978-1541086999

MANDALAS die leicht gelingen - Malbuch für Senioren (Anfänger)
ISBN-13: 978-1546636649

50 anspruchsvolle Bilder: Ein Ausmalbuch für Senioren (Fortgeschrittene)
ISBN-13: 978-1530324781

Besuchen Sie die Autorin Casilda Berlin, und holen Sie sich
1 kostenloses ebook zum Ausmalen:

www.casilda-berlin.de

Alle Rechte vorbehalten.
Kein Teil des Werkes darf ohne vorherige schriftliche Genehmigung des Verlages reproduziert oder elektronisch gespeichert werden.

ISBN: 978-1985219472

Wie heißt das gesuchte Wort zum Thema Haushalt?

Viele Senioren lösen gerne Rätsel, auch dann, wenn die grauen Zellen etwas nachgelassen haben. In der Seniorenbeschäftigung gehören Rätsel inzwischen zu den Klassikern.

Dieses Rätselbuch eignet sich für Einzel- und Gruppenmaßnahmen und wird mit einem Begleiter durchgeführt. So kann es auch für einen unterhaltsamen Nachmittag unter Freunden oder in der Familie, wo es um Seniorenbeschäftigung geht, zum Einsatz kommen.

Alle zu erratenden Haushaltsgegenstände sind Senioren bekannt wie zum Beispiel Waschmaschine, Wattestäbchen, Bügelbrett, Nähgarn, Fernbedienung, Werkzeugkoffer und Pinzette.

Teilnehmer, die den gesuchten Begriff erraten, erleben freudige Erfolgserlebnisse. Diese können verstärkt werden, indem für jede richtige Lösung eine Kleinigkeit wie z. B. ein Schokoriegel oder ein Bonbon überreicht wird.

Das Buch wurde im Praxisalltag in der Seniorenbetreuung entwickelt, um die geistigen Fähigkeiten und die Kommunikation anzuregen. Die grauen Zellen werden dadurch spielerisch trainiert und auf Vordermann gebracht.

Die Rätsel-Anforderungen passen für die Pflegegrade 1 bis 3, in Einzelfällen auch für Pflegegrad 4.

So gelingt die Rätselrunde:

Alle Teilnehmer beteiligen sich daran, herauszufinden, welches Gericht oder Getränk gemeint ist.

Eine Person (z. B. Familienangehöriger, Partner, Gruppenleiter oder Begleiter) erklärt die Vorgehensweise:

Mehrere kurze Sätze geben Hinweise auf das gesuchte Wort.

Jeder Satz wird langsam und für alle Teilnehmer gut verständlich vorgelesen. Nach jedem Satz wird eine kleine Pause eingelegt und gefragt, ob es Vorschläge zu dem gesuchten Begriff gibt.

Der erste Satz wird dann wiederholt, anschließend der zweite ergänzt.

Dann werden beide Sätze wiederholt und der dritte Satz ergänzt. Der Begleiter fragt erneut nach Ideen.

Nach und nach wird Satz für Satz vorgelesen, bis das gesuchte Gericht oder Getränk gefunden ist.

Wenn die Teilnehmer keine Lösung finden, nennt der Begleiter am Ende den gesuchten Begriff.

Wird das Wort vorzeitig erraten, werden die noch übrigen Sätze vorgelesen.

Anschließend geht es weiter mit der nächsten Seite.

1. Der gesuchte Gegenstand wurde vor fast 100 Jahren in , Amerika erfunden und unter dem Namen Q-tips verkauft.
2. Im englischsprachigen Raum wird der Gegenstand auch heute noch als Q-tips bezeichnet.
3. Er kann vielseitig verwendet werden wie beispielsweise zum Schminken und Reinigen, aber auch bei kriminalistischen Fällen und zu medizinischen Zwecken.
4. Der Gegenstand ist ein etwa 7 Zentimeter langes Stäbchen.
5. Obwohl immer wieder davor gewarnt wird, und auf den Verpackungen sogar ein Warnhinweis dazu steht, führen viele Menschen diesen Gegenstand in den Gehörgang ein.
6. Er ist an einem oder beiden Enden mit Watte umwickelt.

Antwort: Wattestäbchen

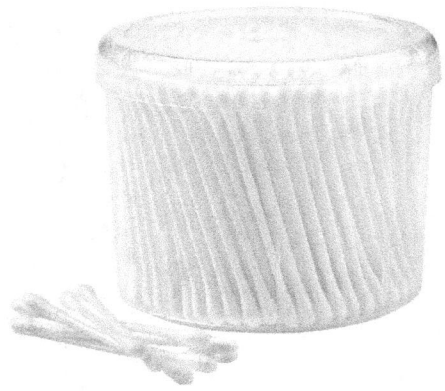

1. Bevor dieser Gegenstand erfunden wurde, nutzte man stattdessen ein Stück geschnittenes Brot.
2. Auch Handrücken und Kleidung waren im Mittelalter ein guter Ersatz.
3. Vor 300 Jahren hatte der Gegenstand noch eine Größe von ungefähr 1 Meter mal 1 Meter.
4. Hochwertige Ausführungen sind aus Damast gefertigt und kommen zu besonderen Anlässen zum Einsatz.
5. Wenn man seinen Platz verlässt, legt man den Gegenstand links neben den Teller.
6. Früher wurde er als Mundtuch oder Tellertuch bezeichnet.
7. Er dient dazu, sich während des Essens und danach den Mund abzutupfen.

Antwort: Serviette

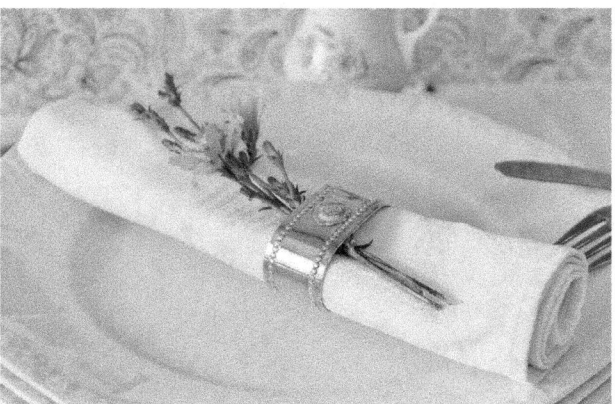

1. Gesucht wird ein kleiner Gegenstand, der ein Helfer in der Not sein kann.
2. Jeder kennt ihn, aber kaum einer macht sich Gedanken über ihn.
3. Das Material ist ein spezieller Federstahl, der über elastische Eigenschaften verfügt.
4. Bei diesem Gegenstand geht es hauptsächlich um Sicherheit.
5. Damit man den Gegenstand nutzen kann, wird eine Nadelspitze in ein Schließblech eingerastet, die von selbst nicht mehr aufgehen kann.
6. Meistens findet man ihn im Nähkästchen.
7. Wenn plötzlich die Hose platzt, ist man froh, wenn man diese besondere Form einer Nadel griffbereit hat.

Antwort: Sicherheitsnadel

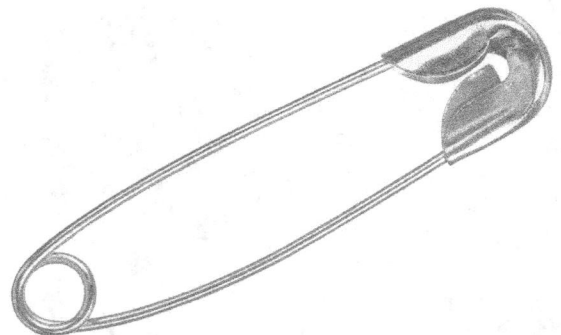

1. Gesucht wird ein Gegenstand, den die alten Ägypter schon kannten und seinerzeit aus Essig und gemahlenem Bimsstein herstellten.
2. Heute besteht er aus Schlämmkreide, Marmor und Schaumbildnern.
3. Bei diesem Gegenstand geht es nicht um Schnelligkeit, aber trotzdem drückt man kräftig auf die Tube.
4. Man kann ihn in Supermärkten und Drogerien kaufen.
5. Der gesuchte Gegenstand ist eine weiche Creme oder Paste.
6. Fast jeder Mensch nutzt den Gegenstand direkt nach dem Aufstehen.
7. Die Aufgabe dieses Gegenstandes ist es, die Zähne zu pflegen und sie vor Karies und Parodontose zu schützen.

Antwort: Zahnpasta

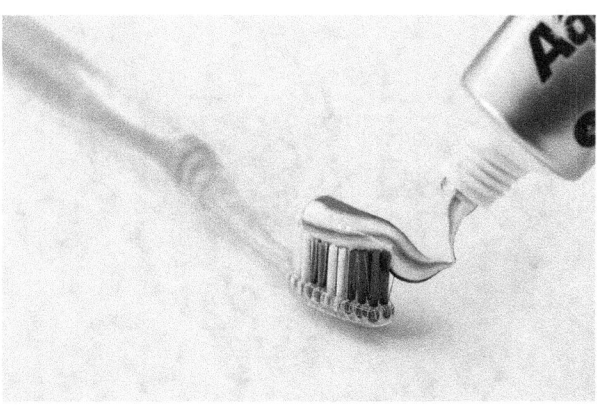

1. Ohne diesen Gegenstand hätte die Hausfrau noch viel mehr zu putzen.
2. Die Unterseite besteht aufgrund der Rutschfestigkeit meistens aus einer Gummifläche.
3. Häufig wird er aus Kokos hergestellt. Für einen einzigen Gegenstand dieser Art werden ca. 40 Kokosnüsse benötigt.
4. Man findet ihn in Autos, vor Haustüren und in stark frequentierten Gebäuden.
5. Neuerdings wird dieser Gegenstand mit lustigen Sprüchen beschriftet wie z. B. „An mir bleibt`s wieder hängen" oder „Hotel Mama".
6. Der hauptsächliche Zweck besteht darin, Schuhsohlen zu reinigen.
7. Den Einbrecher freut`s, wenn darunter der Haustürschlüssel zu finden ist.

Antwort: Fußmatte

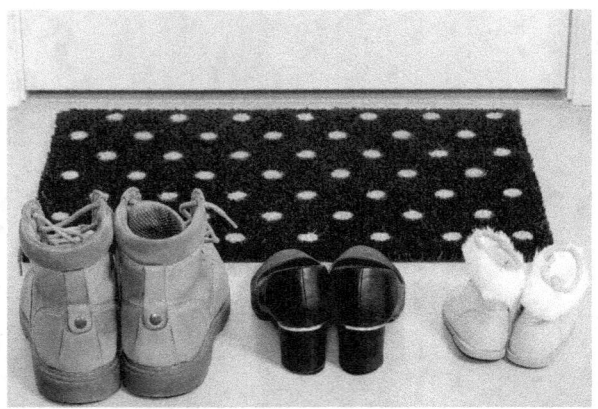

1. Dieser Gegenstand wurde vor über 100 Jahren erfunden und hatte anfangs ein Gewicht von 2 Kilogramm.
2. Heute gibt es den Gegenstand als Leichtgewicht und sogar faltbar, sodass er sogar in jedem Reisegepäck verstaut werden kann.
3. Naturgemäß brauchen ihn Frauen häufiger als Männer.
4. Hier geht es in erster Linie um heiße Luft.
5. Hauptsächlich kommt er nach dem Schwimmen, Baden oder der Haarwäsche zum Einsatz.
6. In einem Friseursalon gehört dieser Gegenstand zu den wichtigsten Arbeitsgeräten.
7. Der Hauptzweck ist das Durchlüften von Haaren mit heißer Luft.

Antwort: Haarfön

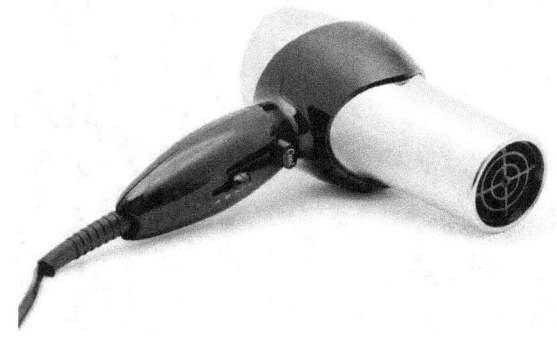

1. Bevor es diesen Gegenstand gab, nutzte man Holzstücke, die so lang waren wie einzelne Körperteile.
2. Früher war er gelb, heute gibt es ihn in vielen verschiedenen Farben und häufig als Werbegeschenk.
3. Man braucht diesen Gegenstand beim Renovieren oder wenn man eine neue Schrankwand kaufen will.
4. Er besteht aus zehn Gliedern, die sich auf eine Länge von ca. 25 Zentimeter zusammenfalten lassen.
5. Die übliche Gesamtlänge des Gegenstandes beträgt 2 Meter.
6. Er ist hauptsächlich in deutschsprachigen Ländern anzutreffen, denn in anderen Ländern nutzt man stattdessen ein Rollbandmaß.
7. Andere Bezeichnungen sind Gliedermaßstab und Meterstab.

Antwort: Zollstock

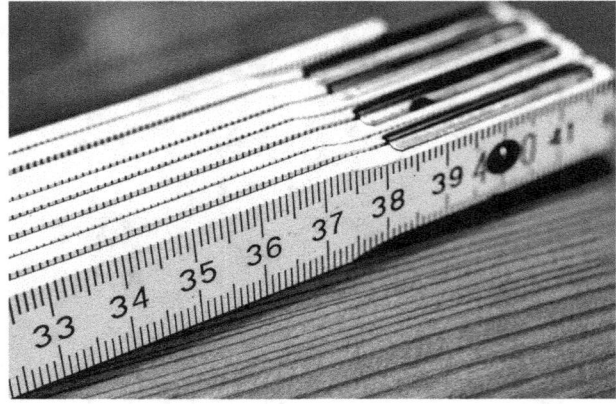

1. Gesucht wird ein Gegenstand, der mit Batterien betrieben wird.
2. Hunde zweckentfremden ihn zum Leidwesen von Herrchen und Frauchen schon mal als Kauknochen.
3. Mithilfe dieses Gegenstandes werden bestimmte Geräte und Maschinen bedient.
4. Die Bedienung ist je nach Gerät auf eine Entfernung von bis zu 20 Metern möglich.
5. Man hat eine große Auswahl an vielen bunten Knöpfen, die mit Zahlen und Zeichen beschriftet sind.
6. Mit den Knöpfen kann man ein Gerät ein- und ausschalten, die Lautstärke und ein Programm einstellen.

Antwort: Fernbedienung

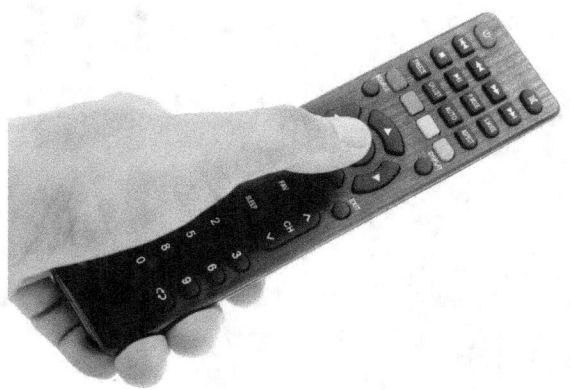

1. Hartnäckig hält sich das Gerücht, dass Holländer für diesen Gegenstand einst Steuern zahlen mussten.
2. Das Material ist meistens leicht und transparent.
3. Kaum ein anderer Gegenstand verändert einen Raum so deutlich wie dieser.
4. Er schützt vor Helligkeit und dient auch als Blendschutz.
5. Je nach Geschmack ist er bodenlang oder reicht nur bis zur Fensterbank.
6. Mit diesem Gegenstand zeigt man neugierigen Blicken die kalte Schulter. Besonders setzt man sich damit nicht den Blicken seiner Nachbarn aus.

Antwort: Gardine

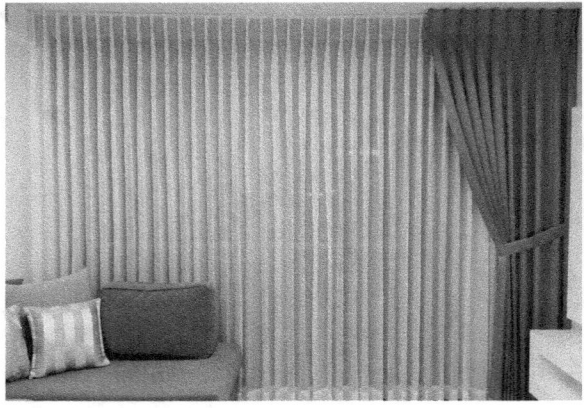

1. Gesucht wird ein praktischer Haushaltshelfer, der aus zwei Metallstücken besteht, die an einem Ende aneinandergefügt sind.
2. Durch leichten Druck lassen sich beide Teile aufeinander zubewegen.
3. Die Einsatzgebiete sind sehr vielfältig und beschränken sich nicht nur auf den Haushalt.
4. Auch in der Medizin und in der Schmuckherstellung nutzt man dieses Werkzeug.
5. Im Haushalt findet man ihn meistens im Badezimmer.
6. Mit diesem Gegenstand kann man kleine Gegenstände entfernen.
7. Männer nutzen ihn beim Briefmarkensortieren, Frauen meistens zur Haarentfernung.

Antwort: Pinzette

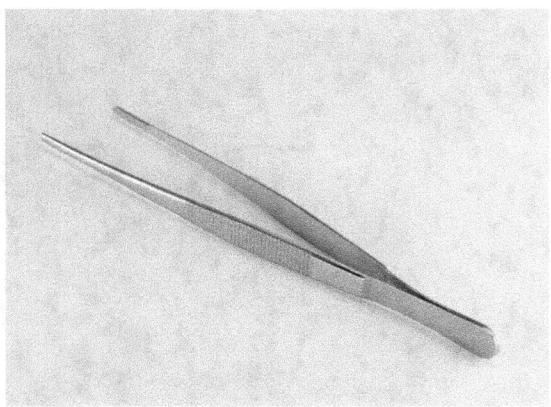

1. Hier kann man viel verstauen.
2. Das wichtigste Element ist eine Hakenleiste. Zusätzlich können Schubladen vorhanden sein.
3. Er vermittelt oft den ersten Eindruck einer Wohnung und ist somit wie eine Visitenkarte.
4. In den meisten Wohnungen befindet sich der Gegenstand im Flur.
5. Am häufigsten kommt man mit diesem Gegenstand in Kontakt, wenn man die Wohnung verlässt oder wiederkommt.
6. Direkt neben diesem Gegenstand befindet sich meistens ein Spiegel.
7. Der gesuchte Gegenstand ist ein Möbelstück zum Aufhängen von Jacken und Mänteln.

Antwort: Garderobe

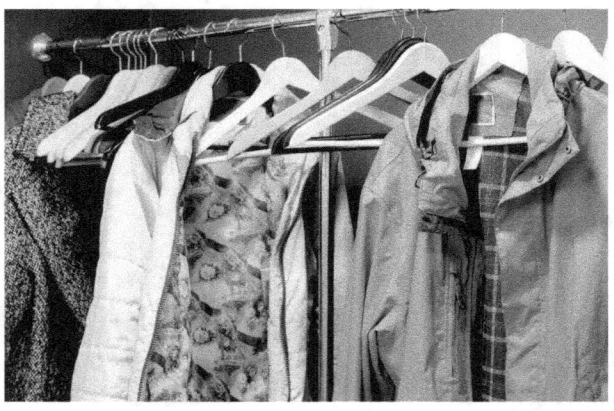

1. Gesucht wird ein langes dünnes Gebilde, das früher zum Zählen von Steuereinnahmen genutzt wurde.
2. Heute nutzt man diesen Gegenstand in der Küche, zum Bilderaufhängen und im Garten, doch wenn man ihn braucht, ist er meistens nicht aufzufinden.
3. Wenn man ihn nicht ordentlich aufbewahrt, hat man schnell ein Durcheinander.
4. Der gesuchte Gegenstand ist aus mehreren Garnen bzw. Garnfäden zusammengedreht.
5. Es gibt ihn in Knäuelform oder Rollenform.
6. Eine andere Bezeichnung für den gesuchten Begriff ist Verpackungskordel.
7. Wenn es stark regnet, sagt man auch, „Es regnet B….."

Antwort: Bindfaden

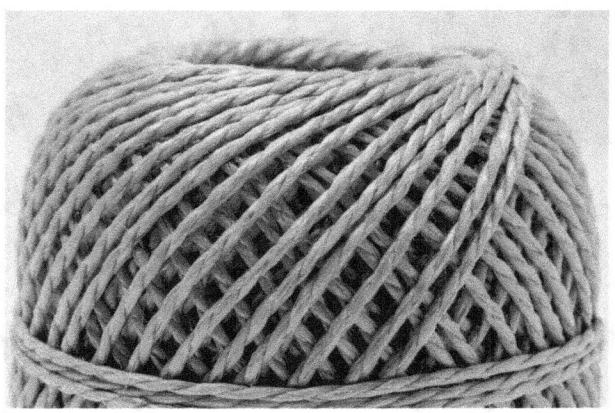

1. Gesucht wird ein Gegenstand, den es schon im 15. Jahrhundert gab und der durch seine Schiffchenform gekennzeichnet ist.

2. Erste Modelle dieses Gegenstandes wogen über 7 Kilogramm, was die Arbeit damit sehr anstrengend machte.

3. Die Betätigung mit diesem Gegenstand gehört auch heute nicht zu den Lieblingsaufgaben der meisten Hausfrauen.

4. Man hat es hier mit heißen Temperaturen von bis zu 200 Grad zu tun, sodass man auf seine Finger aufpassen muss.

5. Mit einem Thermostat und Drehrad kann man die gewünschte Temperatur einstellen.

6. Er besteht er aus einem Griff, einem Wassertank und einer Platte.

7. Falten wird mit diesem Gegenstand der Garaus gemacht.

Antwort: Bügeleisen

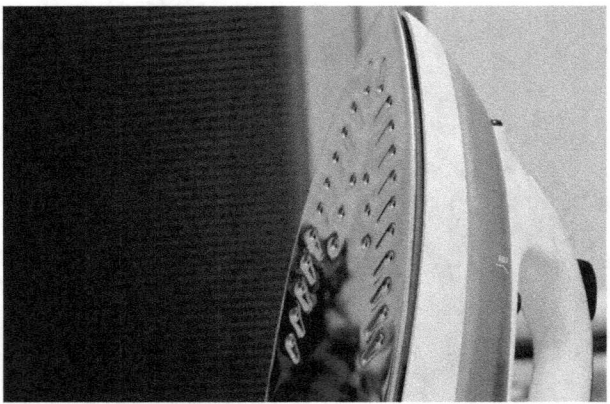

1. Bei diesem Gegenstand gehen die Meinungen auseinander. Viele Hausfrauen halten ihn im Haushalt für unverzichtbar, andere empfinden ihn als unangenehm und störend.

2. Der Gegenstand ist in verschiedenen Formen, Größen und Farben erhältlich und mehrfach verwendbar.

3. Das Material ist meistens nicht atmungsaktiv, sodass der jeweilige Körperteil ins Schwitzen kommen kann.

4. Das Fingerspitzengefühl bleibt bei diesem Gegenstand ziemlich auf der Strecke.

5. Fingerabdrücke sind beim Tragen des Gegenstandes unmöglich.

6. Er vereinfacht Hausarbeiten, die man als unangenehm empfindet wie zum Beispiel das Badezimmer putzen.

7. Er schützt die Hände vor Nässe und Chemikalien, wie sie in Putzmitteln enthalten sind.

Antwort: Gummihandschuh

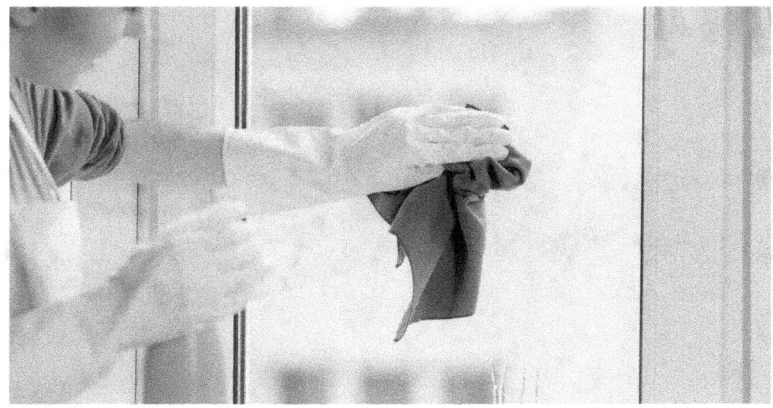

1. Jeder braucht ihn, egal ob Hausfrau, Schneider, Friseur oder Blumenverkäufer.
2. Je nachdem, für welchen Zweck und für welches Material der Gegenstand benötigt wird, gibt es unterschiedliche Formen und Ausführungen.
3. Schneider verwenden ein Modell mit Zacken, womit das Ausfransen von Stoffrändern verhindert wird.
4. Es ist ein Gegenstand, bei dem sich zwei Klingen aufeinander zubewegen.
5. Der Begriff bezeichnet auch die Greiforgane von Hummern und Krebsen.
6. Wenn der Gegenstand stumpf geworden ist, kann man ihn schleifen und weiter verwenden.
7. Man kann mit ihm Fingernägel und Blumenstängel kürzen oder einen Saum auftrennen.

Antwort: Schere

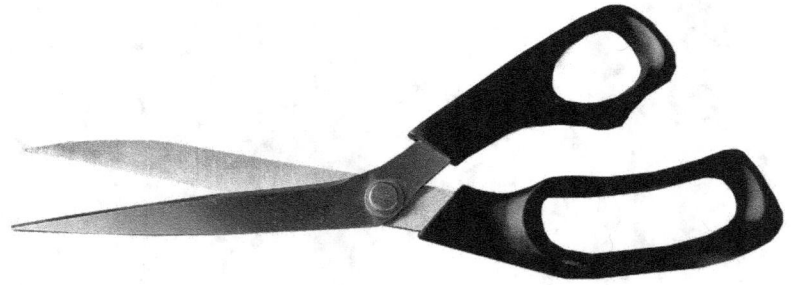

1. Gesucht wird ein Gegenstand, der als ein Meilenstein in der Menschheitsgeschichte gilt.
2. Erstmals gab es diesen Gegenstand im Jahre 1805.
3. Um ihn benutzen zu können, reichte früher eine Stiefelsohle, heute braucht man eine Reibefläche mit rotem Phosphor.
4. Im Kopf des Gegenstandes befindet sich Schwefel.
5. Da der Erfinder sein Patent nach Schweden verkaufte, wurde der Gegenstand lange Zeit auch als Schwedenholz bezeichnet.
6. Der Gründer des bekannten Möbelhauses Ikea hat sein Unternehmen anfangs durch den Handel mit diesem Gegenstand aufgebaut.
7. Ein veralteter Begriff für diesen Gegenstand lautet Zündholz.
8. Man benötigt ihn, um ein Feuer, eine Kerze oder Zigarette anzuzünden.

Antwort: Streichholz

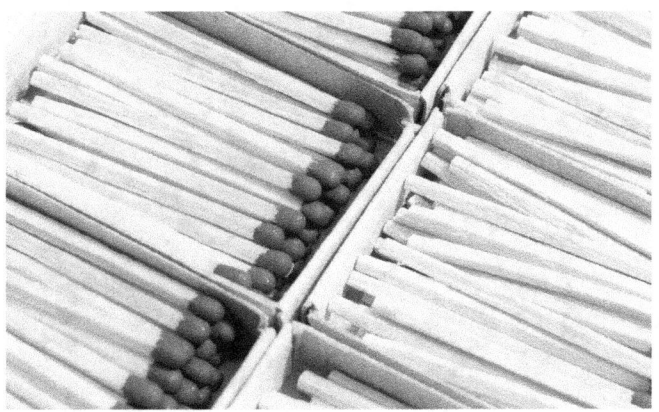

1. Gesucht wird ein Gegenstand, der schnell zur Hand ist, geräuschlos arbeitet und ohne Strom auskommt.
2. Je nach Ausführung verfügt der Gegenstand über einen kurzen oder langen Stiel.
3. Mit einem langen Stiel kann man ohne Leiter arbeiten.
4. Ihn gibt es in vielen verschiedenen Farben und Materialien wie Rosshaar, Straußenfedern, Lammwolle und Kunstfasern.
5. Zusammen mit einem Staubsauger bildet er ein perfektes Team.
6. An den feinen Federn oder Fasern bleiben Spinnweben und Staub hängen.
7. Man nutzt den Gegenstand, um Wollmäuse und locker aufliegenden Staub zu beseitigen.

Antwort: Staubwedel

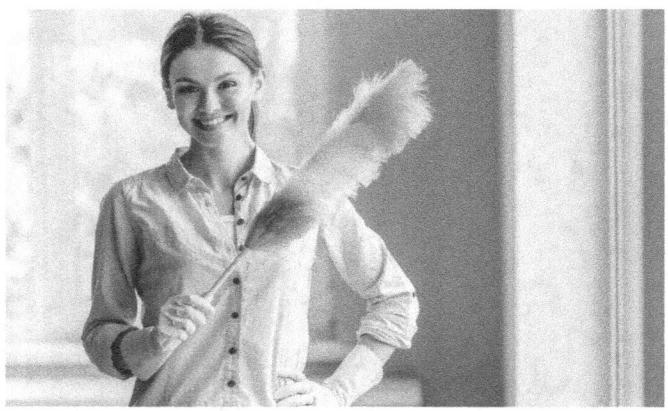

1. Jeder Mensch verbringt mit diesem Gegenstand ungefähr 1/3 seines Lebens.
2. Wenn er zu niedrig ist, kommt es leicht zu Verspannungen des Nackens und Schulterbereichs.
3. Man sollte bei diesem Gegenstand Feuchtigkeit vermeiden, weil er sonst ein Paradies für Milben wird.
4. Es handelt sich bei diesem Gegenstand um eine Art Beutel, der mit Daunen, Schaumstoff oder einem anderen weichen Material gefüllt ist.
5. Mit Daunen als Füllung kann man hiermit so manche Schlacht aufnehmen.
6. Ob man gut schläft oder nicht, hängt sehr stark auch von diesem Gegenstand ab.
7. Er dient als eine stützende Unterlage für den Kopf.

Antwort: Kopfkissen

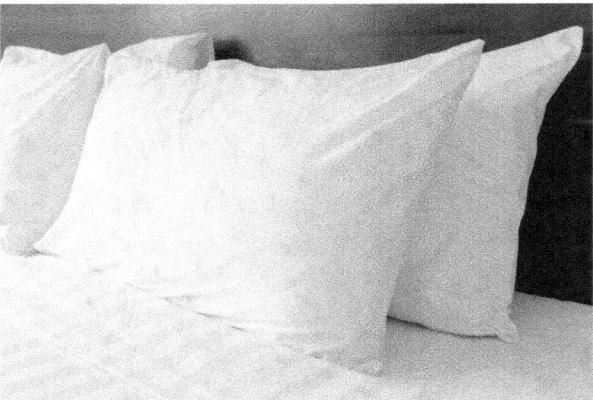

1. Gesucht wird ein Gegenstand, der zum größten Teil aus Wasser, Reinigungssubstanzen und Schaumstabilisatoren besteht.
2. Bevor dieser Gegenstand erfunden wurde, benutzte man stattdessen Seifenflocken mit Wasser und Kräuterzusätzen.
3. Er ist cremig und zähflüssig, mitunter auch schleimig.
4. Durch Duft- und Farbstoffe wird ein angenehm frischer Geruch verbreitet.
5. Er wird den Kosmetik- und Körperpflegemitteln zugeordnet und ist in jedem Badezimmer zu finden.
6. Je nach Haartypen und Kopfhautproblemen sind spezielle Substanzen enthalten.
7. Mit seiner Hilfe wird die Kopfhaut gereinigt und entfettet.

Antwort: Haarshampoo

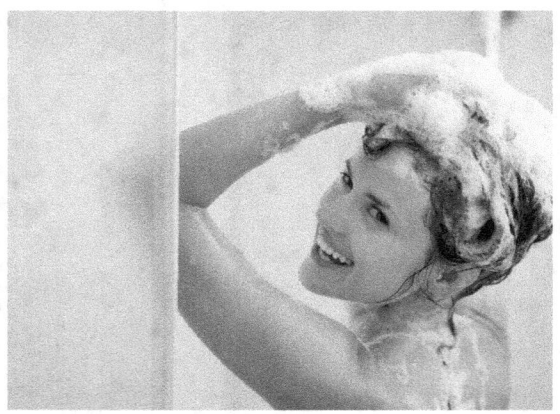

1. Der gesuchte Gegenstand wurde bereits 150 Jahre vor Christus im Alten Griechenland erfunden.

2. Ursprünglich wurde er aus Bronze hergestellt, heute besteht er meistens aus Kunststoff.

3. Der gesuchte Begriff ist lateinisch und heißt übersetzt „Kugel".

4. Der Gegenstand ist nicht in jedem Haushalt anzutreffen, aber häufig dort, wo Menschen sich für Erdkunde interessieren.

5. Dünne Linien zeigen darauf die Breiten- und Längengrade.

6. Auf diesem Gegenstand sind Länder, Kontinente und Ozeane zu sehen.

7. Im Gegensatz zu einem Atlas kann man hier deutlich erkennen, dass die Erde rund ist und sich dreht.

Antwort: Globus

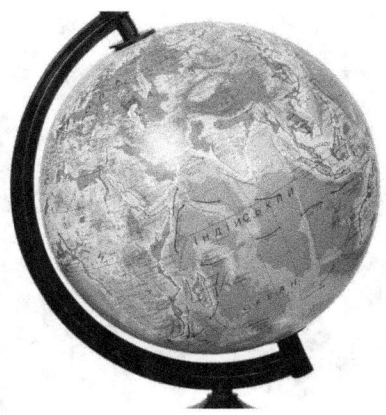

1. Der gesuchte Gegenstand wurde im Jahr 1904 zum Patent angemeldet.
2. Trotz des Patents ist nicht eindeutig geklärt, wer ihn tatsächlich erfunden hat.
3. Typisch für diesen Gegenstand sind ein scharfer Dorn und ein kunststoffüberzogener Kopf.
4. Er ist schwerer als Wasser, aber er kann trotzdem schwimmen.
5. Die Plastikkäppchen auf dem Kopf sind kunterbunt.
6. Ursprünglich wurde er für das Befestigen von Zeichnungen auf Reißbrettern verwendet, heute ist er in der ganzen Welt in jedem Haushalt anzutreffen.
7. Der gesuchte Gegenstand ist ein kleiner Nagel mit einem breiten, flachen Kopf.
8. Andere Bezeichnungen für den gesuchten Begriff sind Wanze, Pinne und Reiszwecke.

Antwort: Heftzwecke

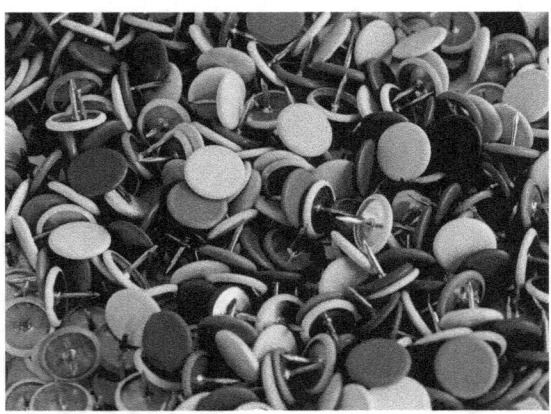

1. Der gesuchte Gegenstand ist rund und unten breiter als oben.
2. Er ist sehr robust und strapazierfähig, kann drinnen oder draußen stehen.
3. Er besteht aus Edelstahl oder Kunststoff und hat am Boden Gumminoppen, damit er standfest ist.
4. Meistens steht er in der Küche oder Diele.
5. Je nach Größe des Besitzers ist der Gegenstand kleiner oder größer. Wichtig ist, dass sich der Besitzer nicht bücken muss.
6. Je nach Speiseplan befindet sich darin Trockenfutter oder frisches Fleisch.
7. Den Gegenstand findet man nur in einem Haushalt mit einem Hund oder einer Katze.

Antwort: Futternapf

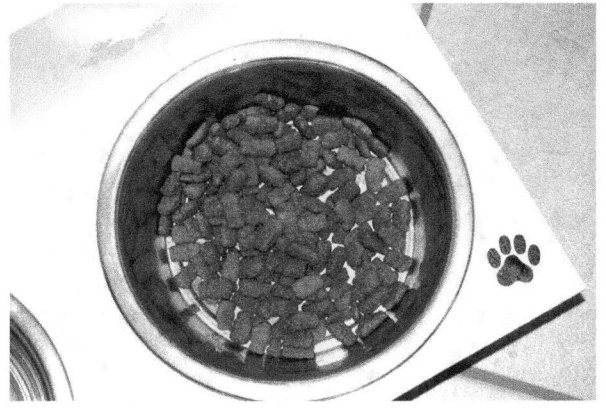

1. Kaum vorstellbar, aber in Deutschland ist dieser Gegenstand erst seit den 1970-er Jahren bekannt.
2. Man nutzt ihn inzwischen weltweit, und er ist aus dem Alltag gar nicht mehr wegzudenken.
3. Zu seinen wichtigsten Eigenschaften zählen eine gute Reißfestigkeit und Tropfsicherheit.
4. Er verunstaltet die Landschaft, und es wird mit einem Bußgeld geahndet, wenn man diesen Gegenstand wild deponiert.
5. Es gibt ihn in unterschiedlichen Größen, das maximale Füllvolumen liegt bei 70 Litern.
6. Je nach Modell ist er mit Henkeln oder einem Zugband ausgestattet, mit dem man ihn am oberen Ende zusammenziehen kann.
7. Er wird als Einleger für einen Abfallbehälter verwendet, um diesen sauber zu halten.

Antwort: Müllbeutel

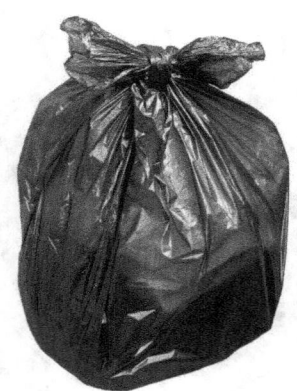

1. Dieser Gegenstand ist eine Art Abdeckungsstück, das aus verschiedenen Textilien oder Kunststoff gefertigt ist.

2. Je nach Anlass wählt man eine Kunststoffvariante oder hochwertiges Material wie Leinen oder Damast.

3. Er deckt einen bestimmten Gegenstand ab und hängt dabei bis zu 30 Zentimeter über.

4. Ein Fleck darauf ist immer ärgerlich für die Hausfrau, die ihn wieder entfernen muss.

5. Zu einem besonderen Anlass wie zum Beispiel Weihnachten wird gerne ein festliches Exemplar ausgewählt, mit elegantem Muster und edlem Glanz.

6. Familien mit Kindern schätzen abwaschbare Varianten, um Essensspritzer und Ränder von Gläsern einfach beseitigen zu können.

Antwort: Tischdecke

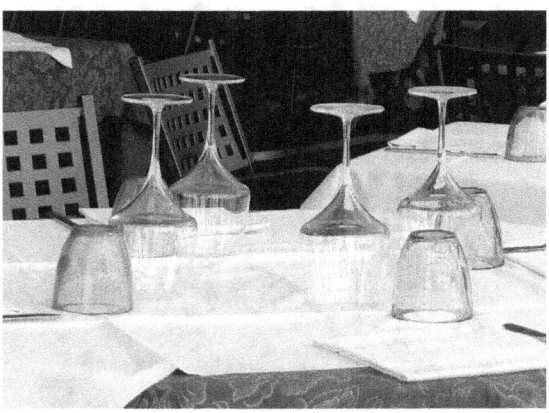

1. Dieser Gegenstand wurde 1899 in Norwegen zum Patent angemeldet und ist heute weltweit verbreitet.
2. Um Rosten zu verhindern, ist der Gegenstand verkupfert, vermessingt, verzinkt oder mit Kunststoff überzogen.
3. Hauptsächlich findet man ihn zwar in Büros, aber auch im Haushalt wird er benötigt.
4. Er ist aus gebogenem Metalldraht gefertigt.
5. Er hat nichts in der Nähe von Kindern zu suchen, da er aufgrund seiner geringen Größe von 3 Zentimetern leicht verschluckt werden kann.
6. Mit seiner Hilfe kann man mehrere Blätter aneinander befestigen und ohne Rückstände wieder voneinander trennen.
7. Andere Bezeichnungen für diesen Gegenstand sind Heftklammer und Briefklammer.

Antwort: Büroklammer

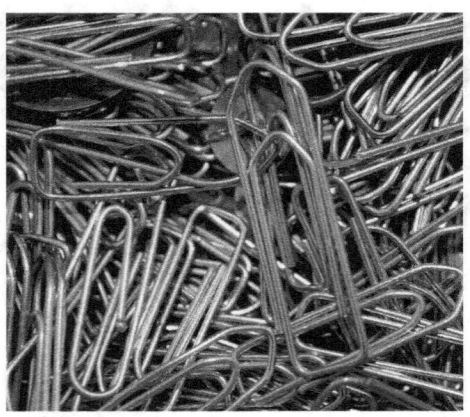

1. Dieser Gegenstand hat in der kalten Jahreszeit Hochsaison.

2. Er wird elektrisch betrieben und trägt eine textile Umhüllung.

3. Heute kann man diesen Gegenstand sogar im Auto nutzen und über den Zigarettenanzünder anschließen.

4. Mithilfe eines Stufenschalters können unterschiedliche Temperaturen eingestellt werden.

5. Er hilft nicht nur bei verschiedenen Schmerzen und kalten Füßen, sondern sorgt auch für eine bessere Durchblutung.

6. Bevor er erfunden wurde, nutzte man Bettwärmepfannen, die mit glühender Kohle betrieben wurden.

7. Alternativ zu diesem Gegenstand wird häufig eine Wärmflasche verwendet.

Antwort: Heizdecke

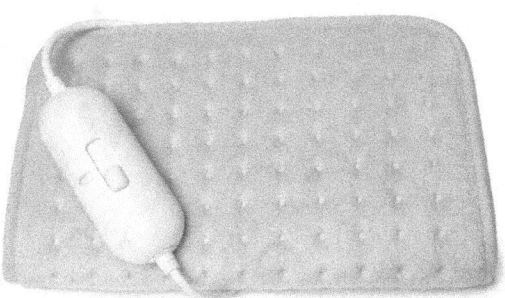

1. Gesucht wird ein Haushaltsgegenstand, den man drinnen und draußen verwenden kann.
2. Je nach Material ist er sehr robust und wasserbeständig.
3. Er ist ein nützliches Arbeitsgerät bei der Abfallbeseitigung.
4. An einem kurzen Stiel sind Borsten aus Naturmaterial oder Kunststoff angeordnet.
5. Er hilft bei der Beseitigung von Schmutz auf Böden.
6. Zusammen mit einem Kehrblech bildet er ein perfektes Team.
7. Andere Bezeichnungen sind Eule, Kehrwisch und Bartwisch.

Antwort: Handfeger

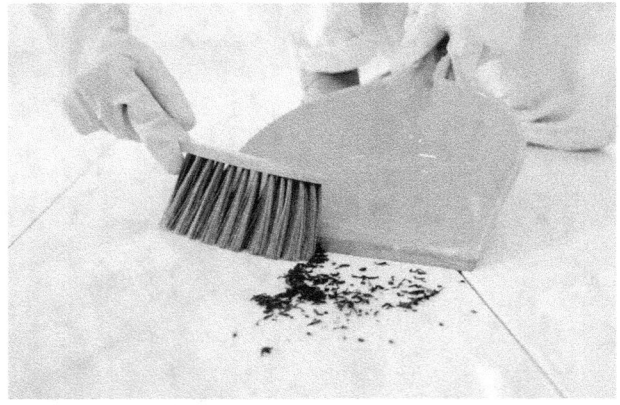

1. Auf jedem Gegenstand dieser Art findet sich ein Etikett mit der Angabe der jeweiligen Materialzusammensetzung.
2. Gute Qualität zahlt sich hier aus, denn billige Ware reißt schneller und hält oft nicht so lange wie qualitativ hochwertige Ware.
3. Bei einem Loch in der Hose oder einem abgerissenen Knopf ist man froh, wenn man diesen Gegenstand zuhause hat.
4. Der Gegenstand wird auf Spulen aufbewahrt.
5. Er wird hauptsächlich zum Nähen gebraucht, kann aber auch beim Zubereiten einer Roulade nützlich sein.
6. Der gesuchte Gegenstand ist eine bestimmte Art von Garn.

Antwort: Nähgarn

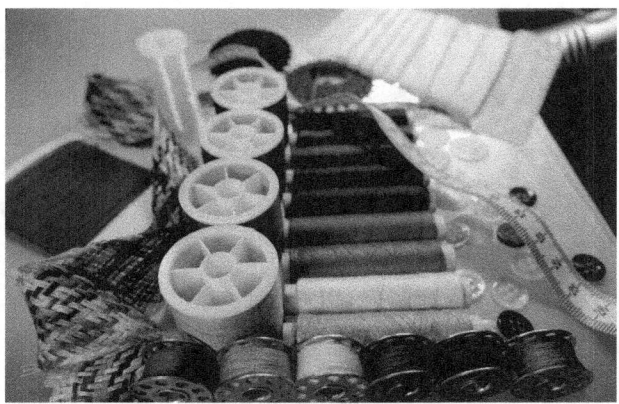

1. Gesucht wird ein Gegenstand, der zwar eine Trommel enthält, aber trotzdem kein Musikinstrument ist.
2. Das Gehäuse besteht in der Regel aus emailliertem Stahlblech. Es kann aber auch lackiert oder verzinkt sein oder aus Edelstahl bestehen.
3. Die Erfindung dieses Gerätes gilt als eine der wichtigsten Errungenschaften im Hausfrauenalltag.
4. Das Gerät steht nicht nur unter Strom und Wasser, sondern ist auch ziemlich laut und rauschig, wenn es in Betrieb ist.
5. Zuvor erforderte diese Tätigkeit viel Körpereinsatz durch anstrengendes Rubbeln, Bürsten und Schlagen.
6. Mit Erfindung dieses Gegenstandes wurde zur Freude der Hausfrauen das Waschbrett überflüssig.

Antwort: Waschmaschine

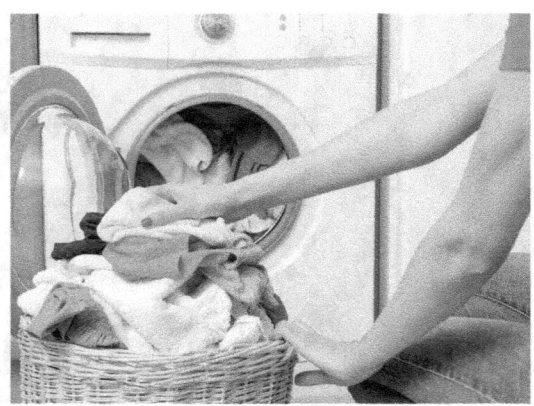

1. Dieser Gegenstand hat im Winter Hochsaison und wird im Sommer nur selten gebraucht.
2. Er wird nicht nur im eigenen Zuhause benötigt, sondern auch in Autos, Sporthallen, Büros und Gewächshäusern.
3. Zuhause gehört dieser Gegenstand zu den wichtigsten Geräten überhaupt.
4. Damit der Gegenstand funktioniert, nutzen zwei Drittel der Haushalte in Deutschland Gas.
5. Wenn der gesuchte Gegenstand nicht funktioniert, wird man morgens mit einer kalten Dusche überrascht, weil kein heißes Wasser mehr im Kessel ist.
6. Statt Gas kann man auch Öl, Strom, Holz oder Sonnenlicht nutzen.
7. Mit einem Thermostat, das direkt mit dem Gegenstand verbunden ist, kann man die Zimmertemperatur regulieren.

Antwort: Heizung

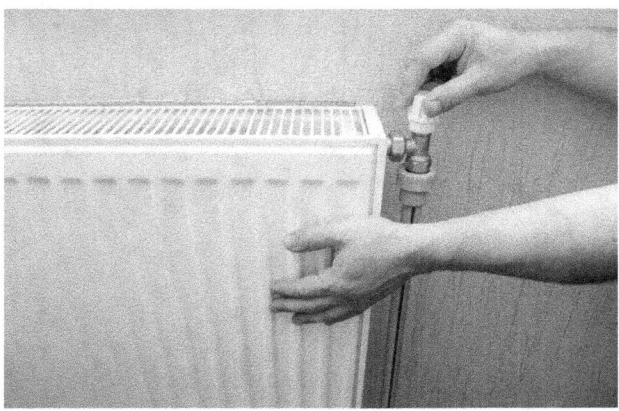

1. Vor Erfindung dieses Gegenstandes wurden stattdessen Heu, Stroh, Blätter, Gras, flache Steine, Schwämme oder Textilien genutzt.

2. Wie wichtig der Gegenstand ist, zeigt sich meistens erst dann, wenn er gerade nicht da ist.

3. Der Gegenstand ist zur einmaligen Verwendung vorgesehen.

4. Erstmals wurde der Gegenstand in seiner jetzigen Form im Jahre 1857 in den USA hergestellt und bestand aus einzelnen Blättern.

5. Die Weichheit und Reißfestigkeit sind die wichtigsten Eigenschaften dieses Gegenstandes.

6. Zum einfachen Abreißen von der Rolle sind die einzelnen Blätter perforiert.

7. In Deutschland werden pro Jahr fast 3 Milliarden Rollen verbraucht.

8. Eine andere Bezeichnung für den gesuchten Begriff ist WC-Papier.

Antwort: Toilettenpapier

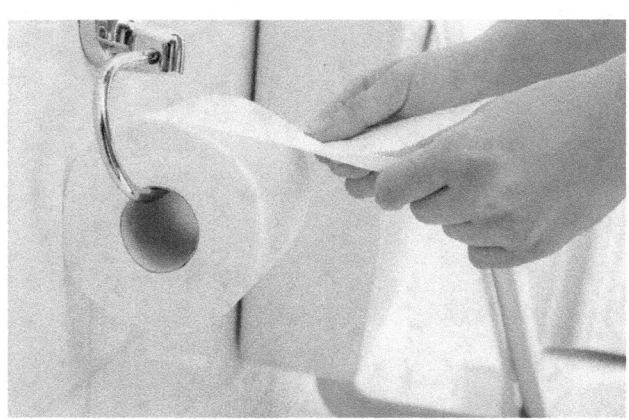

1. Gesucht wird eine bestimmte Art von Kasse.

2. Hier ist es wichtig, den Überblick zu behalten.

3. Papierscheine, Metallstücke und schwarze Zahlen auf dem Bankkonto spielen hier eine wichtige Rolle.

4. Die Ausgaben sollten die Einnahmen nicht übersteigen.

5. Ausgaben für Miete, Wasser, Strom und Lebensmittel können in ein Haushaltsbuch eingetragen werden.

6. Haushalte, in denen das Geld immer knapp ist, sollten besonders darauf achten, dass sich keine Löcher in dieser Kasse auftun.

7. Je nach Vorlieben kann die gesuchte Kassenart aus einer Blechdose, einem Sparschwein oder einem Sparbuch bestehen.

Antwort: Haushaltskasse

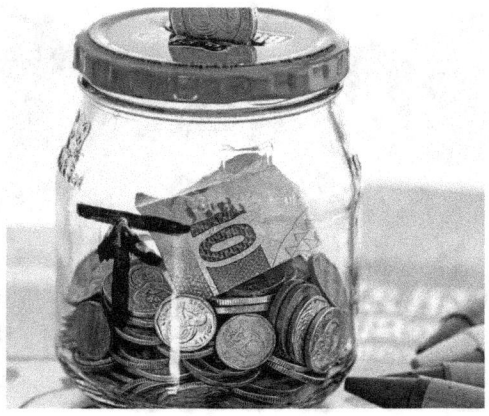

1. Gartenerde und hartnäckigen Farben und Klebern macht man hiermit den Garaus.
2. Bei der Benutzung dieses Gegenstandes kommen Wasser und Seife zum Einsatz.
3. Er ist nicht nur für die Körperpflege nützlich, sondern man kann mit seiner Hilfe auch grüne Moorränder an Autofenstern beseitigen.
4. Normalerweise findet man ihn im Kosmetikschrank oder Badezimmer.
5. Die Borstenstärke reicht von sanft bis hart und hängt von dem jeweiligen Material ab.
6. Obwohl man vom Namen her meinen könnte, man hätte es mit Nägeln zu tun, sucht man diese vergeblich.
7. Der gesuchte Gegenstand wird hauptsächlich für die Reinigung von Händen und Fingernägeln benutzt.

Antwort: Nagelbürste

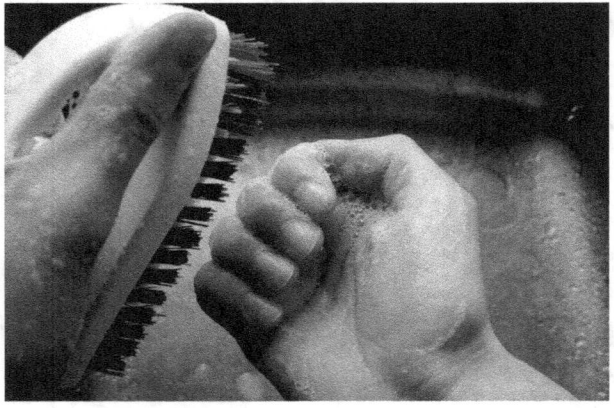

1. Dass dieser Gegenstand für den Alltag sehr wichtig ist, zeigt sich meistens erst dann, wenn er defekt ist.
2. Kinder lernen schon sehr früh, dass das Spielen mit diesem Gegenstand tabu ist.
3. Kinder im Krabbelalter sind besonders zu schützen, da sich dieser Gegenstand häufig auf Augenhöhe befindet, wenn sie auf Erkundungstour sind.
4. Egal ob Fernseher, Lampe oder Telefon – sie alle sind auf diesen wichtigen Gegenstand angewiesen.
5. Dieser Gegenstand steht ziemlich unter Strom.
6. Wenn er nicht verfügbar ist, kann man alternativ Batterien verwenden.
7. Er sieht mit seinen zwei Löchern aus wie eine Schweinenase.

Antwort: Steckdose

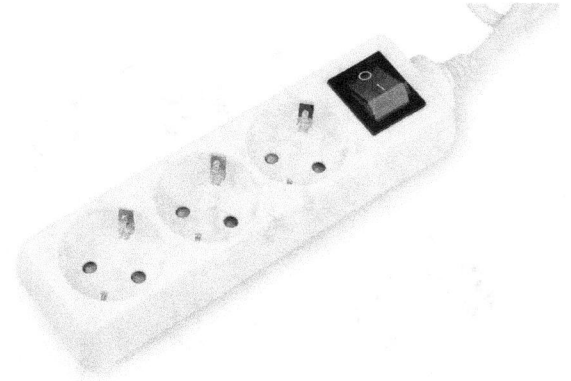

1. Noch bis zum zweiten Weltkrieg war dieser Gegenstand nur in vermögenden Haushalten anzutreffen.
2. Die Erfindung dieses Gerätes gehört zu den wichtigsten Errungenschaften im Hausfrauenalltag.
3. Einer der Erfinder bastelte ihn vor über 100 Jahren aus einem Kissen, einem Ventilator und einem Kasten.
4. Je nach Modell kommt es zu einem ohrenbetäubenden Lärm.
5. Jeder ärgert sich, wenn der Beutel gefüllt ist und man keinen Ersatzbeutel zuhause hat.
6. Krümeln, Staub und anderen lästigen Dingen wird hiermit der Garaus gemacht.
7. Mit verschiedenem Düsenzubehör gelingt die Staubentfernung auch in Ecken und schlecht erreichbaren Bereichen.

Antwort: Staubsauger

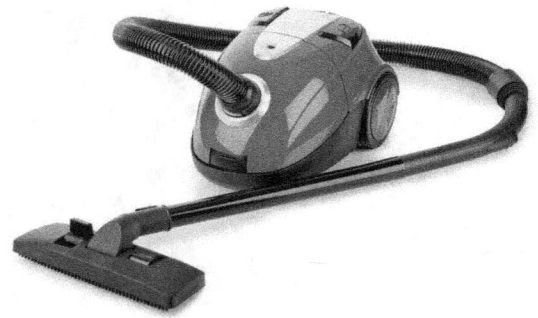

1. Dieser gesuchte Gegenstand ist für viele verschiedene Zwecke verwendbar.
2. Man trifft ihn in der Küche, im Badezimmer, im Schwimmbad, in der Sauna oder am Strand an.
3. An der Oberfläche befinden sich zahlreiche dicht aneinandergereihte weiche Schlingen.
4. Verschleißerscheinungen zeigen sich, wenn der Saum aufgeht.
5. Wegen der besonderen Saugfähigkeit wird dieser Gegenstand meistens aus Baumwolle hergestellt.
6. Je flauschiger die Qualität ist, umso besser.
7. Häufig ist eine Schlaufe zum Aufhängen vorhanden.
8. Mehrmals am Tag wird dieser Gegenstand nach dem Händewaschen genutzt.

Antwort: Handtuch

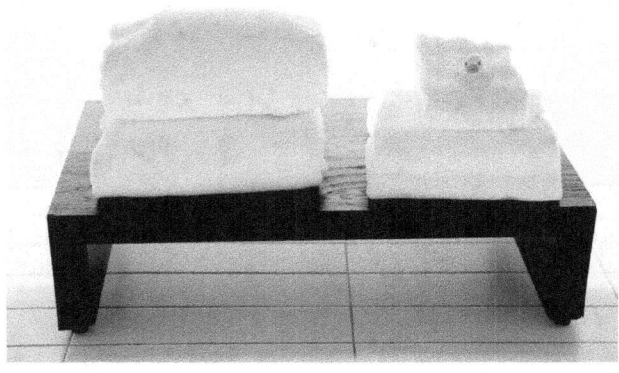

1. Dieser Gegenstand ist weiß und feinkörnig, aber trotzdem kein Schnee.
2. Es befinden sich bis zu 30 verschiedene Inhaltsstoffe darin.
3. Man kann den Gegenstand in Supermärkten und Drogerien kaufen.
4. Meistens sind Duftstoffe enthalten, die ein Frischegefühl verbreiten.
5. Ein Fleck muss weg und braucht dieses Mittelchen.
6. Bei dem gesuchten Begriff handelt es sich um ein pulverförmiges Mittel zum Reinigen von Kleidungsstücken.
7. Vor über 100 Jahren wurde das erste Mittel dieser Art mit dem Namen Persil® hergestellt.

Antwort: Waschpulver

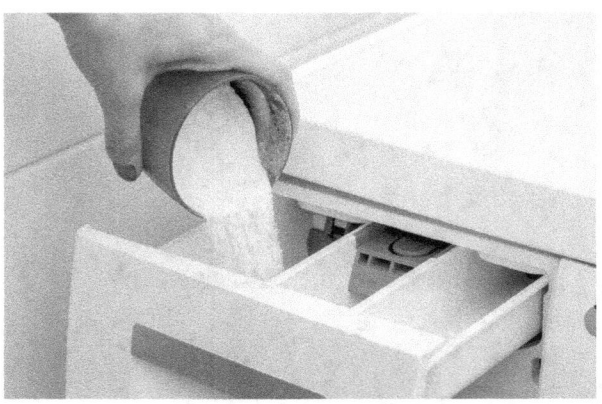

1. Gesucht wird ein Gegenstand, der gewöhnlich am Mittelfinger getragen wird.
2. Wichtig ist, eine passende Größe zu tragen damit er nicht rutscht und wackelt.
3. Er wird aus Gummi, Porzellan, Messing, Glas oder Bronze hergestellt.
4. Früher bestand er aus Elfenbein oder Knochen.
5. Obwohl er als Hut bezeichnet wird, trägt man ihn nicht auf dem Kopf.
6. Der Gegenstand erinnert an eine Blüte, deren Pflanze zu den giftigsten in unseren Breitengraden gehört.
7. Diesen Gegenstand findet man nur in einem Haushalt, in dem genäht oder gestickt wird.
8. Er schützt vor unangenehmen Nadelstichen und anderen Verletzungen beim Nähen.

Antwort: Fingerhut

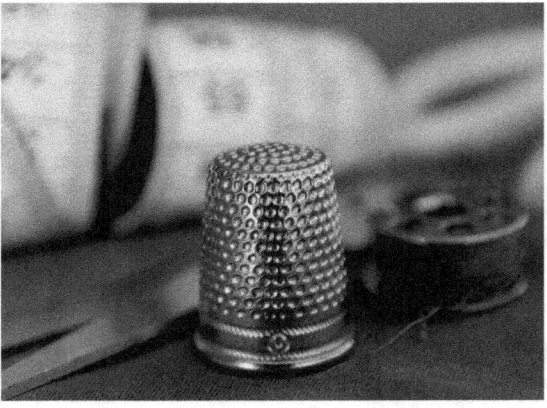

1. Gesucht wird ein sehr langlebiger Gegenstand aus Edelstahl.
2. Kalk ist einer seiner größten Feinde und lässt ihn hässlich werden.
3. Man findet ihn im Badezimmer und in der Küche.
4. Vom Namen her könnte man meinen, es würde sich um ein nasses Bauernhoftier handeln.
5. Jeder Mensch nutzt ihn mehrmals täglich, sei es zum Händewaschen, Zähneputzen oder Kaffeekochen.
6. Wenn er defekt ist, muss eine Dichtung getauscht werden oder ein Installateur kommen.
7. Wenn er undicht ist, geht das Tropfen nicht nur auf die Nerven, sondern auch auf die Rechnung, denn an einem einzigen Tag kommen dadurch 12 Liter Trinkwasser zusammen.

Antwort: Wasserhahn

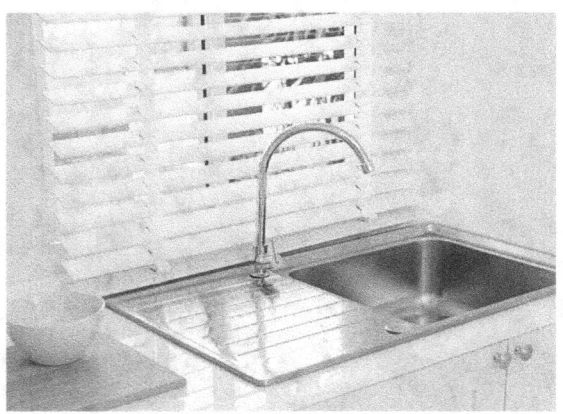

1. Er ist handlich und praktisch und wird mit Batterien betrieben.
2. Als er vor 50 Jahren erfunden wurde, wog er noch 1,5 Kilogramm.
3. Sein Erfinder Jack Kilby wurde im Jahr 2000 mit dem Nobelpreis ausgezeichnet.
4. Heute findet man den Gegenstand in jedem Haushalt, in jedem Büro und in jeder Schule.
5. Schüler lieben ihn zum Lösen von Hausaufgaben.
6. Man kann mit ihm addieren, subtrahieren, dividieren und multiplizieren.
7. Wenn es etwas zu rechnen gibt, geht der erste Griff meistens zu diesem Gegenstand, der auch als tragbare Rechenhilfe bezeichnet werden kann.

Antwort: Taschenrechner

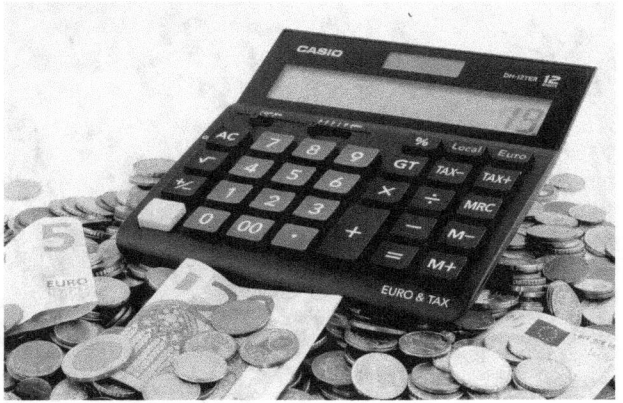

1. Diesen Gegenstand gibt es in vielen verschiedenen Varianten. Das Material kann aus Holz, Kunststoff, Weide, Stoff oder Metall sein.
2. Meistens ist er luftdurchlässig, damit vorhandene Luftfeuchtigkeit entweichen kann.
3. Je nach Form und Material kann er nicht nur sehr dekorativ sein, sondern auch als Sitzgelegenheit genutzt werden.
4. Ein Deckel verhindert das Austreten von unangenehmen Gerüchen.
5. Häufig steht er im Schlafzimmer oder Badezimmer.
6. Hier wird gesammelt, was nicht den Weg in den Kleiderschrank findet, weil es schmutzig ist.
7. Eine veraltete Bezeichnung lautet Wäschepuff.

Antwort: Wäschekorb

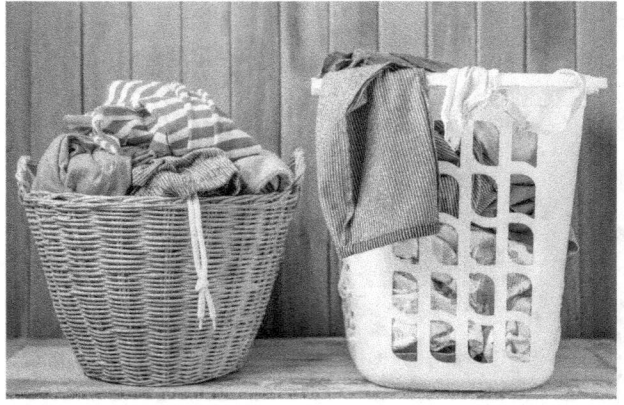

1. Diesen Gegenstand gibt es aus vielen verschiedenen Materialien wie Stein, Marmor, Holz oder Kunststoff.
2. Je nachdem, ob sich der Gegenstand drinnen oder draußen befindet, übernimmt er unterschiedliche Funktionen.
3. Draußen dient er hauptsächlich dem Witterungsschutz und der Abweisung von Regenwasser.
4. Befindet sich der Gegenstand in der Küche, trifft man hier häufig auf einen kleinen Kräutergarten.
5. Ein Fenster ohne diesen Gegenstand wirkt unvollständig.
6. Im Wohnzimmer stehen hier hübsche Blumen und Dekorationsartikel.
7. Andere Bezeichnungen für diesen Begriff sind Sohlbank und Fensterbrett.

Antwort: Fensterbank

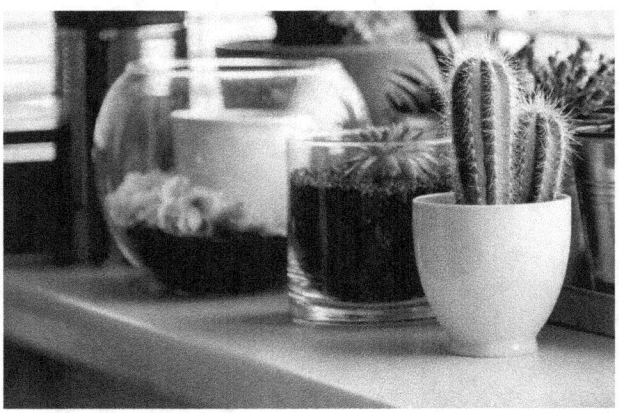

1. Gesucht wird ein Gegenstand, den man hauptsächlich in geselliger Runde nutzt.
2. Er hat in der warmen Jahreszeit Hochsaison.
3. Je nach Modell kann man ihn drinnen oder draußen einsetzen.
4. Besonders Männer lieben diesen Zeitvertreib unter freiem Himmel, das Saubermachen überlassen Sie den Frauen.
5. Der Gegenstand kann mit Strom, Gas oder Kohle betrieben werden.
6. Ob Würstchen, Steaks oder Gemüse – all diese Leckereien können hiermit in kurzer Zeit zubereitet werden.

Antwort: Grill

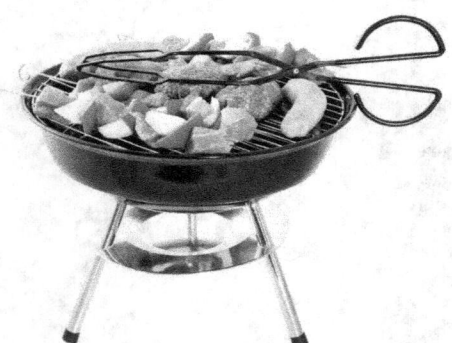

1. Diesen Gegenstand nutzen mehr Frauen als Männer.
2. Die Stabilität ist von großer Bedeutung, denn wenn er wackelt, kann es gefährlich werden.
3. Er kann auf- und zugeklappt werden und wird mit einer speziellen Verankerung standfest gemacht.
4. Manchmal ist ein zusätzliches Ärmelbrett vorhanden.
5. Er zählt nicht zu den beliebtesten Gegenständen im Haushalt, doch zum Leidwesen vieler Hausfrauen verbringt man viel Zeit mit ihm.
6. Zusammen mit einem Bügeleisen bildet er ein perfektes Team.
7. Das Bügeleisen hat hier einen festen und sicheren Platz, damit es nicht zu Boden fällt.

Antwort: Bügelbrett

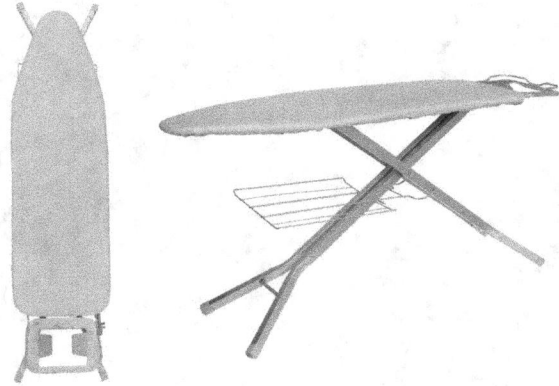

1. Diesen Gegenstand braucht man nur hin und wieder.
2. Er soll möglichst faltenfrei und nicht zerknittert sein.
3. Man braucht ihn zu besonderen Anlässen, zum Beispiel an Geburtstagen und Weihnachten.
4. Je nach Anlass wählt man ein passendes Motiv. Weihnachtsmotive für einen Geburtstag passen meistens nicht.
5. Man freut sich, wenn der Inhalt des Gegenstandes beim Gegenüber gut ankommt.
6. Der gesuchte Gegenstand ist eine Verpackung, die für Vorfreude und Spannung sorgt.
7. Meistens wird der Gegenstand nur einmal verwendet und landet dann im Altpapier.

Antwort: Geschenkpapier

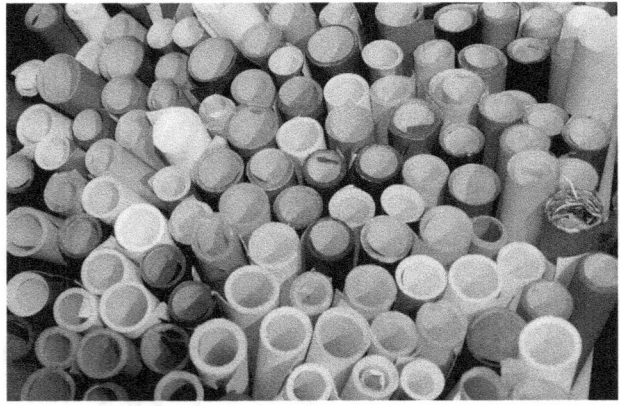

1. Gesucht wird ein Gegenstand, der für Ordnung und Übersicht sorgt.
2. Früher bestand er aus Holz oder Blech, heute ist er aus Kunststoff oder Aluminium.
3. Der Transport von Einsatzort zu Einsatzort ist hiermit einfach und verhindert, dass dem Inhalt Schaden zugefügt wird.
4. Durch die Verschließbarkeit wird der Inhalt vor Diebstahl geschützt. Außerdem wird verhindert, dass sich Kinder verletzen können.
5. Der gesuchte Gegenstand ist eine Art Bastelkiste, die das Männerherz höherschlagen lässt.
6. Hier findet man alles, was man beim Werkeln braucht, sei es ein Hammer, Schraubenzieher, Zollstock oder eine Wasserwaage.

Antwort: Werkzeugkoffer

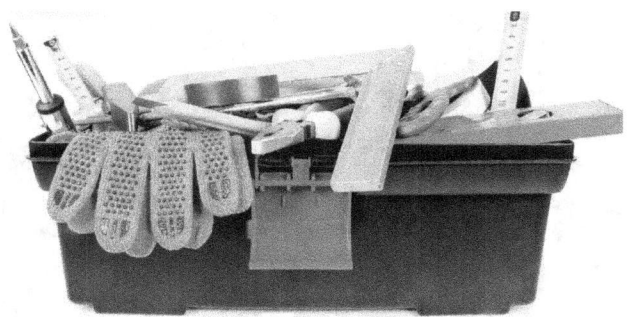

1. Dieser Gegenstand mag es drinnen und draußen.
2. Nach dem Gebrauch wird er zusammengeklappt und kann platzsparend verstaut werden.
3. Er gehört zu den nützlichsten Geräten im Haushalt, was auch an seinen Flügeln liegt.
4. Je nach Modell steht er quadratisch praktisch gut oder rund wie eine Spinne.
5. Wenn er auf einer Wiese steht und ein laues Lüftchen weht, kommt der Trockenvorgang gut voran.
6. Er ist ein illustres buntes Gebilde, bestückt mit Kleidungsstücken und Wäscheklammern.
7. Besonders wenn kein Wäschetrockner im Haushalt ist, braucht man diesen Gegenstand.

Antwort: Wäscheständer

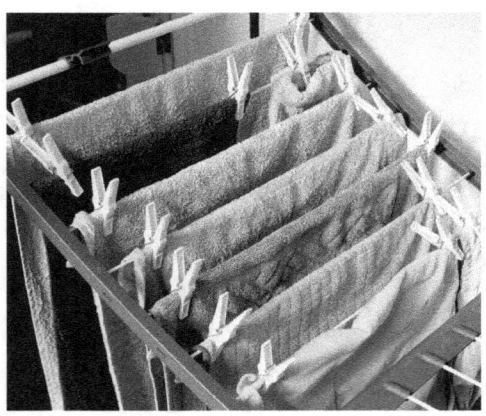

1. Kaum ein anderer Haushaltsgegenstand ist so vielseitig einsetzbar wie dieser.
2. War er früher aus Leder, Holz oder Metall, so ist er heute meistens aus Kunststoff.
3. Typisch ist sein Tragegriff, sodass er sich leicht hin- und hertragen lässt.
4. Der Inhalt kann trocken oder nass sein.
5. Es gibt ihn in verschiedenen Größen.
6. Das Fassungsvermögen wird in Litern angegeben und beträgt bei den meisten Modellen 10 Liter.
7. Je nach Modell gibt es einen Rollgriff, Deckel, gewölbten Boden oder Gießschnabel.
8. Wenn es stark regnet, sagt man „Es regnet wie aus E….".

Antwort: Eimer

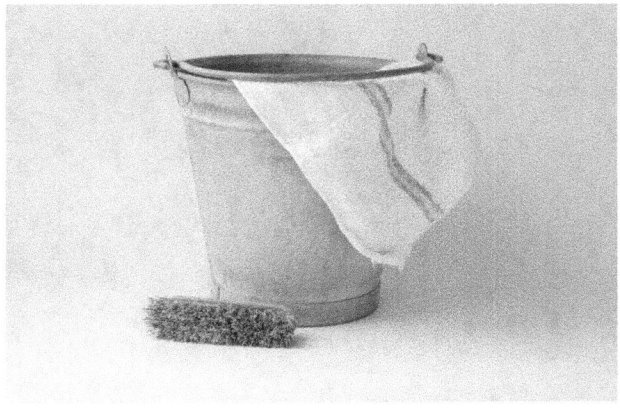

1. Diesen Gegenstand findet man nicht nur in vielen Haushalten, sondern auch in Bettchen von zu früh geborenen Babys, in Terrarien und Kuh- und Schweineställen.
2. Im Privathaushalt kommt er bei verschiedenen gesundheitlichen Problemen zum Einsatz, besonders bei Schmerzen und Verspannungen.
3. Nicht in Frage kommt der Gegenstand, wenn eine Behandlung mit Kälte angezeigt ist.
4. Die von diesem Gegenstand ausgestrahlte Wärme erwärmt den Körperbereich, auf den die Strahlung trifft und nicht die Umgebung.
5. Bei einer Bestrahlung des Gesichts sind die Augen gefährdet, sodass eine Schutzbrille getragen wird.
6. Das mit diesem Gegenstand erzeugte rote Licht hat nichts mit dem Rotlichtmilieu zu tun.

Antwort: Rotlichtlampe

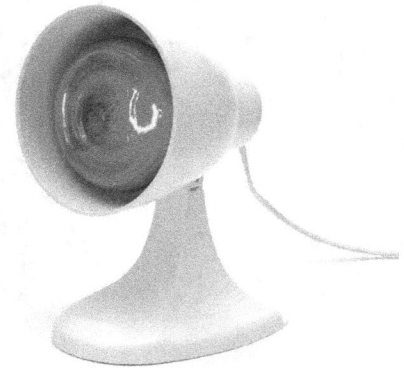

1. Der gesuchte Gegenstand besteht aus Kunststoff, Draht oder Korbgeflecht.
2. Je nach Modell ist er mit Innentaschen und Reißverschlussfächern ausgestattet.
3. Manchmal gibt es einen verschließbaren Deckellatz, um den Inhalt vor neugierigen Blicken und Zugriffen zu schützen.
4. Er hat fest verbundene oder ausklappbare Tragegriffe.
5. Mit diesem Behälter kann man vielerlei Dinge transportieren.
6. Wenn man das Haus verlässt, ist der Gegenstand leer, kommt man zurück, ist er prall gefüllt.
7. Wenn eine Thermofunktion vorhanden ist, kann man darin Tiefkühlkost bequem vom Supermarkt nach Hause transportierten.

Antwort: Einkaufskorb

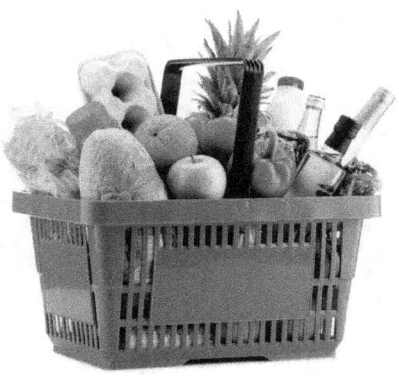

Wichtige Hinweise

Alle Angaben in diesem Buch wurden sorgfältig und nach bestem Wissen erstellt und erfolgen ohne Verpflichtung oder Garantie der Autorin und des Verlages. Sie übernehmen keine Verantwortung und Haftung für das Gelingen, sowie für Personen-, Sach- und Vermögensschäden.

Bildnachweise:

Titelbild - © Skylines/shutterstock.com

Bild 1 Wattestäbchen - © poamon/shutterstock.com
Bild 2 Serviette - © RitaE/pixabay.com
Bild 3 Sicherheitsnadel - © valkoinen/shutterstock.com
Bild 4 Zahnpasta - © stevepb/pixabay.com
Bild 5 Fußmatte - © OSORIOartist/pixabay.com
Bild 6 Fön - © cristi180884/shutterstock.com
Bild 7 Zollstock - © fotoblend/pixabay.com
Bild 8 Fernbedienung - © matkub2499/shutterstock.com
Bild 9 Gardine - © dantex1/pixabay.com
Bild 10 Pinzette - © HeungSoon/pixabay.com
Bild 11 Garderobe - © Vereshchagin Dmitry/shutterstock.com
Bild 12 Bindfaden - © stux/pixabay.com
Bild 13 Bügeleisen - © RitaE/pixabay.com
Bild 14 Gummihandschuhe - © Voyagerix/shutterstock.com
Bild 15 Schere - © Buntysmum/pixabay.com
Bild 16 Streichhölzer - © SabOlga/shutterstock.com
Bild 17 Staubwedel - © VGstockstudio/shutterstock.com
Bild 18 Kopfkissen - © Suksamran1985/shutterstock.com
Bild 19 Haarshampoo - © Alliance/shutterstock.com
Bild 20 Globus - © titov dmitriy/shutterstock.com
Bild 21 Heftzwecken - © annca/pixabay.com
Bild 22 Fressnapf- © ariesa66/pixabay.com
Bild 23 Müllbeutel - © Slav Bukhal/shutterstock.com
Bild 24 Tischdecke - © evondue/pixabay.com
Bild 25 Büroklammern - © geralt/pixabay.com
Bild 26 Heizdecke - © Olga Popova/shutterstock.com
Bild 27 Handfeger - © Andrey_Popov/shutterstock.com
Bild 28 Nähgarn - © Semevent/pixabay.com
Bild 29 Waschmaschine - © TanyaRozhnovskaya/shutterstock.com
Bild 30 Heizung - © Gorvik/shutterstock.com
Bild 31 Toilettenpapier - © Andrey_Popov/shutterstock.com
Bild 32 Haushaltskasse - © stevepb/pixabay.com
Bild 33 Nagelbürste - © Muriel Lasure/shutterstock.com
Bild 34 Steckdose - © Roman Yastrebinsky/shutterstock.com
Bild 35 Staubsauger - © Tatiana Popova/shutterstock.com
Bild 36 Handtuch - © Life-Of-Pix/pixabay.com
Bild 37 Waschpulver - © Photographee.eu/shutterstock.com
Bild 38 Fingerhut - © jackmac34/pixabay.com
Bild 39 Wasserhahn - © ben bryant/shutterstock.com
Bild 40 Taschenrechner - © WerbeFabrik/pixabay.com
Bild 41 Wäschekorb - © Bohbeh/shutterstock.com
Bild 42 Fensterbank - © milivanily/pixabay.com
Bild 43 Grill - © aquariagirl1970/shutterstock.com
Bild 44 Bügelbrett - © socrates471/shutterstock.com
Bild 45 Geschenkpapier - © KreaTrolden/pixabay.com
Bild 46 Werkzeugkoffer - © Skylines/shutterstock.com
Bild 47 Wäscheständer - © kalhh/pixabay.com
Bild 48 Eimer - © Patricia Hofmeester/shutterstock.com
Bild 49 Rotlichtlampe - © Bildagentur Zoonar GmbH/shutterstock.com
Bild 50 Einkaufskorb - © monticello/shutterstock.com

1. Auflage 2018
Herausgeber und Copyright©:
SuperSenior® Marketing Ltd.
Quastenhornweg 2a
14089 Berlin

www.ingramcontent.com/pod-product-compliance
Lightning Source LLC
Chambersburg PA
CBHW030053230526
45471CB00003B/1071